Einen kompletten Blick auf Hypothyreose

Unterfunktion der Schilddrüse Symptome und Behandlungen

Von: James M. Lowrance © 2008, 2015

EINFÜHRUNG:

Hypothyreose ist die medizinische Bezeichnung für eine Unterfunktion der Schilddrüse. Hypothyroid Erkrankungen machen etwa 80% der Schilddrüsen-Krankheit Fällen mit den anderen 20% sind hyperthyroid Erkrankungen (Schilddrüsenüberfunktion). In diesem Buch werde ich Adressierung der Themen der Symptome, Diagnose und Behandlung von Hypothyreose. Im den folgenden Kapiteln werde ich auch diskutieren Blutuntersuchungen und andere diagnostische Verfahren zum Nachweis unter funktionierende Schilddrüse und Aspekte der Schilddrüsenhormonersatztherapie sein. Es ist meine Hoffnung, dass diese E-Buch bietet dem Leser eine allgemeine Bildung zum Thema Hypothyreose.

INHALT:

KAPITEL EINS

Symptome und Diagnose von Hypothyreose

Schilddrüsen-Erkrankungen betreffen schätzungsweise 28 Millionen Amerikaner und 80% von ihnen haben "Schilddrüsenunterfunktion" oder einen niedrigen funktionierenden Schilddrüse. Laut medizinischen Experten, einschließlich der AACE (American Association of Clinical Endokrinologen) etwa die Hälfte der Patienten mit Schilddrüsenhormonstörungen, nicht diagnostiziert. Dies ist auf eine Kombination aus beidem Mangel an diagnostischen Tests, die von Ärzten bestellt und ein Mangel an öffentlichen Bildung im Hinblick auf die Anerkennung Hypothyreose und Hyperthyreose Symptome wahrscheinlich. Zwei Haupt Thyroidhormone, genannt T-3 (Trijodthyronin) und T-4 (Thyroxin), regulieren den Stoffwechsel jeder Zelle des Körpers. Wenn die Schilddrüse produziert einen Mangel an diesen, aufgrund einer Krankheit Prozess es erlebt oder aus irgendeinem anderen Grund, der Körper Erfahrungen "Schilddrüsenunterfunktion" Behinderung, was zu einem verlangsamten Stoffwechsel (reduzierte Energie in allen Körperzellen).

Amerikaner sollte sich besser in Bezug auf die Symptome einer Hypothyreose und den für die

Diagnose es bestellt Tests gebildet, so dass sie es von einem zugelassenen Arzt erkennen und erhalten die notwendige Behandlung. Eine Möglichkeit, das öffentliche Bewusstsein, die gewonnen wird, wird über "Thyroid Awareness Month", die jedes Jahr stattfindet, im Laufe des Monats Januar. Medical Gruppen und Patientenvertreter verwenden Sie den Monat, um zusätzliche Anstrengungen hinter der Verbreitung von Informationen für die allgemeine Bevölkerung in Bezug auf die Anerkennung Schilddrüsen-Erkrankungen, die häufiger als Diabetes und Herzerkrankungen in Verbindung.sindstatt

Die Symptome der Hypothyreose

Wenn eine Person erlebt körperlich-Symptome, die sie Verdächtige Hypothyreose, wenn eine oder mehrere von ihnen die folgenden, die üblicherweise für eine Unterfunktion der Schilddrüse aufgeführt sind entsprechen:

• Kältegefühl in warmen

• TemperaturenTrockene Haut und brüchige Fingernägel

• Haar, die spröde wird und bricht ab oder fällt aus

• Verdünnung der die Augenbrauen und den Verlust der äußeren 1/3 Teil von ihnen

• unerklärliche Gewichtszunahme ohne Änderung der Ernährung

• Verstopfung

• Verlangsamte Herzfrequenz und die Atmung

• Depression

• Physische Müdigkeit / Erschöpfung

• Gefühl einer Fülle oder Engegefühl im Hals (ein Zeichen der Struma)

Wenn Sie eines dieser Symptome auftreten, sollten Sie Ihren Arzt aufsuchen und beschreiben sie, ihn / sie, detaillierte und fragen, ob Bluttests ist erforderlich, um zu diagnostizieren oder auszuschließen, das Problem als Hypothyreose werden, zusätzlich zu anderen Tests, kann empfehlenswert sein. Andere Erkrankungen können Hypothyreose nachahmen, einschließlich Diabetes,

Mangelernährung und Sex Hormonstörungen und so einem qualifizierten Arzt können die Tests, die erforderlich ist zu bestimmen. Selbst mit diesem ist die Tatsache, patienten Eingaben hinsichtlich Tests die erforderlich sein können, sollten durch Ärzte, die ein angemessenes Maß an Eigeninitiative von ihren Patienten sehen wollen und die sie als Partner in ihren laufenden Gesundheitsversorgung sehenbegrüßen.werden

für HypothyreoseTests

WährendDie Symptome und Anzeichen zuvor aufgelisteten, zeigen Sie auf mögliche Schilddrüsenerkrankungen und speziell auf potentielle Hypothyreose, ist es wichtig, sobald sie als Zeichen einer verlangsamten Stoffwechsel erkannt, um alle korrekten Bluttests bestellt haben. Bluttests ist die effektivste Methode zur Erfassung viele gemeinsame Gesundheitsstörungen und Krankheiten, die auf dem Gebiet der professionellen Medizin existiert, und das ist sicherlich richtig, zum Nachweis von Funktionsstörungen der Schilddrüse als auch.

Gründliche Evaluation Schilddrüsentests kommt in einer Gruppierung von Tests genannt "Schilddrüsen-Panel". Diese Tests der Schilddrüsenhormone, zählen ein Test der

"TSH" Ebene, die ein Hormon der Hypophyse ist ("Thyroid Stimulating Hormone" - auch "Thyreotropin"), dass der Master endokrine Gehirndrüse sendet, um die Schilddrüse, anregend es um die richtige Menge der Schilddrüsenhormone, die vom Körper benötigt werden, um den Stoffwechsel zu regulieren zu produzieren. Dies ist der Grund, es wird eine "stimulierende Hormon", und wenn er über dem normalen Bereich erhöht wird, bedeutet dies die Schilddrüse hinter der Herstellung ausreichender Hormonen, den Körper zu liefern, fällt. Einige Ärzte tatsächlich die TSH allein bei der Prüfung Patienten für Hypothyreose und auch einer Schilddrüsenüberfunktion (Hyperthyreose) wegen seiner Empfindlichkeit in einen abnormalen Schilddrüsenfunktion früher als jede andere Funktion der Schilddrüse Tests. Diese Hypophysenhormon manchmal Hypothyreose zu erkennen, noch bevor die eigentlichen Schilddrüsenhormone zu tun (vor dem T-3 und T-4 liegen außerhalb der normalen Grenzen).

Die Unterschiede zwischen den diagnostischen und therapeutischen TSH

Ich habe eine Reihe von E-Mails von der Schilddrüse Patienten erhielten Reaktion auf Artikel, die ich im Laufe der Jahre geschrieben, die sich auf das Thema "TSH Bluttests" wurden. Sie klagen nicht gut fühlen, trotz des Seins auf Schilddrüsen-Medikamente und haben ihre jüngsten, Follow-up Labor-Ergebnisse in ihre E-Mails, mich eingeschlossen. In fast jeder von diesen sind die TSH-Spiegel innerhalb der "normalen" Bereich für die Diagnose von Hypothyreose aber sie sind nicht im normalen Bereich für die Behandlung von Hypothyreose und unglaublich, werden sie bescheinigen, dass ihre Ärzte sagen ihnen, dass es keinen Unterschied zwischen den zwei. Es besteht ein Unterschied zwischen den beiden jedoch; und wir brauchen nur an zuverlässige medizinische Quellen, um diese Tatsache zu erkennen suchen.

"Diagnose" TSH-Spiegel in seiner überarbeiteten und von der AACE empfohlen, im Jahr 2002 sind in etwa 0,3 bis 3,0. Die "Behandlung" TSH-Spiegel, die sie empfehlen, ist 1,0 bis 2,0 zur Titration von Hormonersatztherapie (Einstellen Schilddrüsen-Medikamente Ebenen in hypothyroid Patienten) jedoch fühlen sich viele Patienten, besser, am 1.0 und sogar bis in die unterste TSH Normalniveau von knapp über 0,3 . Einige Patienten benötigen auch eine TSH, das leicht unter dem normalen Behandlungsebene ist aufgrund leicht schlepp Hypophysen-Funktion, die eine TSH-Spiegel, die nicht genau darzustellen hat die eigentlichen Schilddrüsenhormone, aber diese

Fälle erfordern eine genaue Überwachung durch ihre Ärzte verursacht. Wenn die Hypophyse ist eigentlich unter Funktionsweise, wird dies als "Hypopituitarismus" bezeichnet jedoch können einige Leute subklinische Formen dieses Problem, das in einigen Fällen verursacht schließlich eine so genannte "Mittel Hypothyreose" haben (mehr zu diesem Thema in einem nachfolgenden Kapitel). Für die allgemeine Bevölkerung der hypothyroid Patienten ist die Behandlung Bereich von 1,0 bis 2,0 der Standard, unter den Top-Schilddrüsen Ärzte.

Leider, wenn ein Arzt verwendet den Diagnose TSH Bereich kann ein Patient sein Empfangen unzureichende Behandlung, da dies bedeuten würde, dass er oder sie selbst den höchsten normalen TSH als ausreichenden Behandlung, wenn es häufig nicht ausreichend für die Wiederherstellung eines normalen Stoffwechsel erkennen würde. Zum Beispiel, wenn ein Patient auf die Schilddrüsenhormonersatz Medikamenten behandelt und ihre Behandlungsdosis nur unterdrückt ihre TSH bis zu 3,0, der Arzt, der nicht mit der Behandlung TSH-Richtlinie, sondern den Diagnosebereich, wird diese Ebene als ausreichend und das erkennen Patienten können weiterhin hypothyroid Symptome auftreten. Dieses Szenario wird verschlechtert, wenn der Bluttestlabor ein Arzt mit, noch hält sich an das alte "Diagnose" TSH-

Wert von 0,5 bis 5,0, revidiert von der AACE, im Jahr 2002, wie bereits erwähnt, die Diagnose zu entwickeln Hypothyreose hilft, wobei der Strom 0,3 bis 3,0. Viele Labors haben ihre Bereiche eingestellt, aber einige haben ihre Hoch normalen cut-off Wert gesetzt, irgendwo zwischen den alten Bereich und die überarbeitete man wie mit einer oberen Grenze von "4.0". Dies ist immer noch erhebliche Verbesserung gegenüber den früheren 5.0 und 6.0 Werte, die meisten Labors früher eingehalten zu.

Während meiner ersten zwei Jahren der Behandlung von Hypothyreose, hielt meine erste Doktor mein TSH zwischen 3,01 und 4,95 und erklärte, dass auch das höhere war ein " perfekte Lektüre ". In Wirklichkeit war es nicht nur unzureichend Schilddrüsen Dosierung, aber ich war so gut wie Spinnen-my-Räder und immer sehr wenig bei der Verringerung meiner hypothyroid Symptome erreicht. Sobald der Suche nach einer besser informierten Arzt, der mich auf die Kombination T-4 / T-3 Ersatz Hormonmedikation platziert und Dosieren mich, um meine TSH Niveau zwischen 0,5 und 1,0 zu reduzieren, fühlte ich mich besser, als ich in meinen ersten drei Jahren hatten Behandlung.

Die Endokrinologen, der mich behandelt derzeit stimmt mit anderen Schilddrüsen-

Spezialisten, die Behandlung von Patienten optimal, indem sie ihre TSH-Spiegel bis zu niedrigsten Normalwerte. Eine Schilddrüsen Patienten Forum habe ich zuvor in einer sehr viel geschrieben, dass ein Board Certified Endocrinologist Beantwortung von Fragen auf hat wiederholt bestätigt, dass seine Patienten fühlte sich besser mit einem TSH rund 1,0 und dass viele von ihnen er mit Dosen, die ihre TSH-Spiegel nach unten zu unterdrücken würde ersetzt um zwischen 0,5 und 1,0.

Thyroid Panels

A "Schilddrüsen-Panel" wird auch eine Prüfung der tatsächlichen Schilddrüsenhormone, die das sind "T-4", auch die "Thyroxin Niveau" genannt, mit vier Iod-Molekülen und den "T -3 ", auch als" Trijodthyronin level ", drei Jodmolekülen enthält. Die T-4 wird in der medizinischen Quellen als eine" Reserve Hormon "und als eine" Vorläuferhormon "und während es dem Körper hilft, mit dem Stoffwechsel in der Gewebe-Ebene, wandelt es auch in das aktivere T-3 Hormon, das um ein Vielfaches stärker ist als der T-4-Hormon (von 5 bis 10 mal) und ist bei der Regulierung der Stoffwechsel des Körpers mehr aktiv ist. Entweder eine dieser beiden Hormone oder eine Kombination der beiden, die niedrig im Blut gefunden wird, zeigt Hypothyreose. Wenn der TSH ebenfalls hoch ist, mit einem dieser niedrig ist, auch dies anzeigt Hypothyreose. Auch wenn diese beiden Schilddrüsenhormone sind im normalen Bereich, aber TSH erhöht, auch dies kann zeigen, Hypothyreose.

Die T-4 und T-3 Bluttests kommen in einer Vielzahl von verschiedenen Ausführungen, wie zB die "Summen" von jedem, der "frei" Ebenen jedes oder können in Tests als "FTI Index" oder "T-7" kombiniert werden. Es ist auch eine so genannte "T-3 Uptake".

Alle diese Hilfe, um Schilddrüsenhormone Produktionsniveaus zu bestimmen, und alle von ihnen haben Laborbereiche mit einem "unter normal" anzeigt, Schilddrüsenunterfunktion und einer "oben normal" anzeigt, Schilddrüsenüberfunktion.

Ein 24-Stunden Thyroid Uptake Scan ist ein weiterer Test der Schilddrüsenfunktion, dass die Ärzte benutzen manchmal, um Hypothyreose erkennen (häufiger für die Diagnose von Hyperthyreose Störungen). Die Patienten, die getestet wird eine Dosis von radioaktivem Jod, von einem Arzt oder einem Labortechniker, die von der Schilddrüse aufgenommen wird, verabreicht bekommen.

Die radiologischen Bildgebung, die folgt, zeigt, wie gut die Schilddrüse funktioniert, indem sie die Gewebe innerhalb der Drüse. Es tut dies durch die Offenbarung, wie gut Jod durch die Stopfbuchse absorbiert und ob dieser gleichmäßig oder wenn ein Teil der Drüse andernfalls auftreten. Eine Aufnahme Scan können, wie gut die Schilddrüsenfunktionen, um eine hochgenaue geschätzten Prozentebene zu bestimmen.

KAPITEL ZWEI

Häufige Ursachen von Hypothyreose

Wenn festgestellt wird, dass ein Patient eine Schilddrüsenunterfunktion, wird der Arzt dann weiter zu untersuchen, um die Ursache des niedrigen funktionierenden Schilddrüse zu finden. Die häufigste Ursache bei Patienten mit Schilddrüsenunterfunktion festgestellt in den Industrieländern der Welt, ist eine Reaktion des Immunsystems, die als "Schilddrüsenautoimmunität" bezeichnet wird. "Hashimoto-Thyreoiditis" ist die übliche Bezeichnung für diese Sache angewandt, obwohl es andere Variationen, wie "Ord-Thyreoiditis" (wobei das letztere ein häufiger Befund bei Ländern der UK).

Die Bedingung ist auch medizinisch als "chronischer lymphatischer Thyreoiditis" und führt zu einer langsamen Zerstörung der Drüse bekannt, wodurch es nicht in der Lage, den Körper mit reichlich Schilddrüsenhormonen bereitzustellen.

Patienten irgend Hashimoto auch goiters erleben, aber sie sind in der Regel mild, während diejenigen mit Ord ist tatsächlich sehen ihre Schilddrüse schrumpfen (Atrophie) über die Zeit.

Hashimoto-Thyreoiditis

die Mehrheit der Patienten sowohl mit Hypothyreose (Unterfunktion der Schilddrüse) und Hyperthyreose (Schilddrüsenüberfunktion) sind erleben Autoimmunerkrankungen, die diese Bedingungen führen. Wenn die Autoimmunerkrankung der Schilddrüse verursacht Hyperthyreose, wird dies als "Grave-Krankheit". Ich diskutiere die Symptome, Ursachen, Diagnose und Behandlung von Hyperthyreose Bedingungen in dem Buch mit dem Titel "A Complete Blick auf Hyperthyreose".

Normalerweise sendet Antikörper, die Killer-Zellen entwickelt, um fremde Eindringlinge aus dem Körper, die uns machen können auszurotten Das Immunsystem krank. Diese Eindringlinge sind Viren, Bakterien und Allergene. Der Zweck von Antikörpern ist es, diese aufzusuchen und sie zu zerstören, um unseren Körper von krank zu verhindern. Das Problem mit "Schilddrüsen-Antikörper" ist, dass, wie auch andere Antikörper, die Autoimmunerkrankungen hervorrufen, werden sie eventuell gegen normales Gewebe gerichtet, wie beispielsweise die Schilddrüse, als ob es eine dieser Eindringlinge. Es ist ein Fall von falscher Identität, die im Laufe der Zeit verursacht Schäden an der Schilddrüse über laufende Zelltod. Schließlich werden die Antikörper tatsächlich töten-out die Schilddrüse komplett über die Zeit, Drehen seine gesunde Gewebe in eine ungesunde Art, die nicht mehr absorbiert Jod aus der Nahrung, um seinen Stoffwechsel-regulierenden Hormonen herzustellen.

Wie zuvor erwähnt, Schilddrüsenautoimmunität bedeutet Ihre Drüse wird von Antikörpern, die aus dem Immunsystem, die das Ziel, es zu zerstören müssen gesendet werden, angegriffen. Diese Autoimmun-Prozess nicht nur Schäden, die Schilddrüse, aber es verursacht auch eine Entzündung in sich, das ist, wo die "Thyreoiditis" Begriff stammt aus. Die Antikörper können auch dazu dienen, einen Teil der von der Drüse Thyroidhormon blockieren, so dass es nicht die Aufgabe es tun muss, auch wenn es nahezu ausreichend Ebenen im Körper vorhanden ist. Die Patienten können unterschiedliche Symptome in der frühen Phase der autoimmunen Schilddrüsenunterfunktion, wie beispielsweise die subklinische Typen (nicht ausgewachsenen) und die offene Typen (vollständige geblasen) haben. Wie bereits erwähnt, ist es die häufigste Ursache für einen niedrigen Funktionieren der Schilddrüse in vielen Industrieländern der Welt, einschließlich der USA, an zweiter Stelle nach Jodmangel Hypothyreose, die noch ausgeprägter in weniger entwickelten Ländern, die all-in

Verbindung ist, stellen einen Großteil der Weltbevölkerung.

Die Diagnose der Hashimoto-Thyreoiditis

Patienten der mit dieser Autoimmun Form von Schilddrüsenerkrankung vermutet wird, müssen für Schilddrüsen-Antikörper, um die für niedrige Schilddrüsenhormon getestet getestet werden, zusätzlich. In einigen Fällen können diese Antikörpertests zeigen, dass Autoimmunerkrankung der Schilddrüse los ist, bei Patienten mit normalen Bereich Schilddrüsenhormone. Die Tests, die erkennen, Hashimoto-Thyreoiditis zu helfen, sind die "anti-TPO" (anti-thyroidperoxidase) und die "anti-TG" (anti-Thyreoglobulin) und manchmal auch die "TSI" Antikörper (Schilddrüsen-stimulierendes immunoglogulin), obwohl diese letztgenannten diejenigen sind häufiger positiv bei Patienten mit Morbus Basedow. Menschen mit der Entwicklung von Autoimmun Hypothyreose (Hashimoto-Thyreoiditis) können erhöhte Antikörperspiegel, der sie einen Grad der Symptome verursachen, auch wenn Schilddrüsenhormone Ebenen innerhalb Normalbereich fallenselbst

Medizinische Forschungsartikel von namhaften medizinischen Gruppen, Staat diese Tatsache in Bezug auf den Krankheitsverlauf haben. , mit Schilddrüsen-Antikörper als ein Faktor bei der Entstehung Symptome bei Patienten Hashimoto. Diese Forschungsartikel schließen, dass erhöhte Werte dieser Immunzellen können Fibromyalgie und anderen rheumatischen Arten von Symptomen bei Personen mit nur subklinischen Hypothyreose verursachen. Einige dieser Artikel auch, dass Autoimmunerkrankung der Schilddrüse kann einen Grad der systemischen (systemweit) Wirkung haben, so dass die Reaktion des Immunsystems betrifft nicht nur die Schilddrüse Bereich, sondern auch andere Teile des Körpers als gut.

Im Anschluss ist ein Zitat aus ein Artikel auf der PubMed-Website (US National Institutes of Health) veröffentlicht wurde, besagt, dass die Autoimmunität Aspekt der Krankheit, anstatt allein abnormalen Schilddrüsenhormone, sind, was dazu beitragen, die Symptome der Hasihimoto-Krankheit:

"Eine Vielzahl von rheumatischen Manifestationen wurden in Verbindung mit Autoimmun-Thyreoiditis beschrieben ist. In der Vergangenheit wurden die meisten dieser Erscheinungen an der darunter liegenden Funktionsstörungen der Schilddrüse insbesondere Hypothyreose zurückzuführen. Jedoch scheint eine Aufgabe der Mechanismen der Autoimmunität nicht einer direkten Wirkung der Schilddrüsenhormone beteiligt, indem der geträgerte Beweise, dass einige rheumatischen Erscheinungsformen kann sogar in euthyroid Patienten auftreten, oder dass sie häufiger in hypothyreoten Patienten mit Autoimmun-Thyreoiditis als in denen ohne diese Krankheit.

Rheumatic Manifestationen könnte manchmal entfallen auf Autoimmunrheumatischen Erkrankungen häufig mit Autoimmunthyreoiditis verbunden sind, wie sein Sjögren-Syndrom, rheumatoide Arthritis, systemischer Lupus erythematodes oder Sklerodermie. Zu den wichtigsten oder häufigsten rheumatischen Manifestationen gibt es ein mildes nicht-erosive Vielzahl von Arthritis, Polyarthralgie, Muskelschmerzen, und Sicca-Syndrom, ohne eine wahre Sjögren-Syndrom.

Obwohl die mögliche Entstehung dieser Erscheinungen nicht vollständig etabliert, können einige Hypothesen vorgeschlagen werden, einschließlich der Rolle von Autoantikörpern Eigenschaften der Autoimmun-Thyreoiditis, eine mögliche Überschneidung zwischen Autoimmunthyreoiditis und einige Autoimmun-rheumatische Erkrankungen, und eine systemische Entzündungsreaktion mit Thyreoiditis assoziiert Online.

"(Vonder Forschung Artikel mit dem Titel:"
Chronische Autoimmunthyreoiditis und
rheumatischen Manifestationen "- Link
Standort:
(http://www.ncbi.nlm.nih.gov/pubmed/1528885
1)

Hashitoxicosis

Patienten mit Hashimoto-Thyreoiditis kann
auch durch Phasen der temporären
Hyperthyreose zu gehen, vor dem Beginn der
progressiven Hypothyreose einsetzt und die
Laufzeit für diese Verbindung stehende
Bedingung ist "Hashitoxicosis". Diese
Patienten sind die zuvor genannten, die
brauchen, um Blut für TSI-Antikörper getestet,
weil die hyperthyroid Phasen durchlaufen sie
wegen mit einigen Höhen dieser Antikörper
sein, dass in der Regel dazu führen, Grave-
Krankheit (autoimmune
Schilddrüsenüberfunktion), . zusätzlich zu
denen, die Hashimoto-Thyreoiditis (Anti-TPO
und Anti-TG) verursachen

Hier ist ein Zitat aus einer Online-Ressource in
Bezug auf Hashitoxicosis:

"Hashitoxicosis ist eine
Autoimmunschilddrüsenerkrankung, in denen
Personen mit

Autoimmunschilddrüsenunterfunktion, in der Regel Hashimoto-Thyreoiditis (HT), treten zeitweise oder sporadisch Zeiten, in denen sie auch Symptome von hyperthyrodism. "(Morbus Basedow und Hyperthyreose Wiki)

Man könnte fast sagen, dass diese Patienten leiden unter Grave und Hashimoto, gleichzeitig. Selbst ohne die TSI-Antikörper vorhanden, können die Patienten Hashimoto-Thyreoiditis Fackeln von (Zauber der erhöhten Schilddrüsenentzündung), die auch milde Hyperthyreose Symptomen, die nicht so streng sind wie die durch Hashitoxicosis verursacht, aber das sind immer noch über die verursachen können, zu erleben. Nicht alle medizinischen Quellen stimmen in diesem Aspekt und einige glauben, dass Hashitoxicosis kann nur als solches gekennzeichnet sein, wenn Hyperthyreose Symptome schwerwiegend sind, eher als mild, wie der Fall mit Episoden von Thyreoiditis.werden

Zentral Hypothyreose

Hypothyreose kann auch durch einen Ausfall in verursacht die Kette der Kommunikation zwischen den Drüsen, die in-synchron zueinander arbeiten, und dass in der Regel ergibt sich die richtige Version von Schilddrüsenhormon aus der Schilddrüse. Die

"Hypophyse", ein wichtiger Gehirndrüse tatsächlich sendet Nachrichten an die Schilddrüse mit dem Messenger-Hormons "TSH". Wenn es ein Problem in der Hypophyse in der Lage, die Schilddrüse zu stimulieren, wie beispielsweise einer obstruktiven Tumor, der in ihm entwickelt, so dass es auch günstig Funktionieren (Hypopituitarismus) sein, die Ursache würde dann als "Zentral Hypothyreose" bezeichnet werden .

Andere sekundäre Ursachen

In komplizierteren Fällen kann Hypothyreose zweitens zu einer anderen Krankheit Prozess im Körper sein, in welchem Fall, kann umfangreiche Bluttests aller Art müssen unternommen werden, um die zugrunde liegende Ursache der Schilddrüse Hormon-Ungleichgewicht festzustellen, oder was auch als "Sekundäre Hypothyreose".bezeichnet,

Bestimmte Arten von Krankheiten und schweren, chronischen Stress kann dazu führen, dass der Körper zu viel von der T-4-Hormon in eine inaktive Form des Hormons zu konvertieren "Reverse T-3" (T-4 in der Regel wandelt in ausreichenden Mengen der aktiven T-3), die eine Person veranlassen, um eine Art von "Schilddrüsenunterfunktion" zu erleben, aufgrund der niedrigen T-3-Hormon im Körper. Diese Art von Hypothyreose, die sekundär zu einer Krankheit oder einer schweren Stress im Körper ist, wird auch als "Sick Euthyroid Syndrom" oder "niedrig T-3-Syndrom" bezeichnet und wird manchmal auch als "Wilsons Temperatur-Syndrom" bezeichnet. Es ist normalerweise eine temporäre Form von Hypothyreose, die mit kurzfristigen T-3 Hormonersatztherapie korrigiert werden kann. Diese Art von Hypothyreose ist selten im Vergleich zu den Typen, die von einem erkrankten Schilddrüse oder "primäre Hypothyreose" verursacht werden.

Postpartum Hypothyreose

Wenn Frauen erleben niedrige Schilddrüsenhormon nach der Schwangerschaft, nach der Geburt, den Begriff für diese Art der Unterfunktion der Schilddrüse ist "postpartale Hypothyreose". Diese Art kommt in etwa 10% der neuen Mütter innerhalb von 12 Monaten von der Geburt und für einige ist es verbessert sich auf seine eigene, ohne Behandlung. Andere können die kurzfristige Behandlung mit Schilddrüsenhormon Ersatz verlangen. Wenn der Hypothyreose, die durch Schwangerschaft ausgelöst wird, die Autoimmuntyp, wird die Behandlung für den es wahrscheinlich lebens lang sein und die Schwangerschaft gebracht einfach die Krankheit auf die Oberfläche, die schließlich auf einem eigenen über die Zeit manifestiert haben würde.

Jodmangel Hypothyreose

Ein gemeinsames erwarb Art von Hypothyreose, die in Ländern, in denen Diäten sind arm an Jod auftritt, wird als "Jodmangel Hypothyreose" bezeichnet. Diese Art ist selten in den Industrieländern, so ist in diejenigen, die als "Dritte-Welt-Ländern" häufiger zu sein (weniger entwickelte und weniger industrialisierten und in der Regel Armutsgrenze).

Sie müssen nicht oft zu hören von Menschen bekommen ihre Jod Ebenen überprüft, weil Jod doesn 't unbedingt erzählen Sie etwas über Ihre Schilddrüsenfunktion.

Das Jod im Körper kann erheblich schwanken, wegen dem, was ist in der Ernährung (dh raub hohen Jod Lebensmittel wie Seetang etc ...) oder aufgrund von Ergänzungen, die Sie ergreifen, die Jod enthalten.

Die realen Tests der Schilddrüsenfunktion sind die eigentlichen Schilddrüsenhormone; T-4 und T-3 (vorzugsweise die "freie Ebenen") und der TSH-Spiegel, die der Hypophysenhormon zuvor erläutert ist, das heißt bei der Überwachung der Schilddrüsenfunktion mittels Bluttests hochempfindliche.

Im Hinblick auf die hohe Jodgehalt Nahrungsmittel oder Nahrungsergänzungs jodhaltigen , Ich schlage vor, nicht konsumieren diese für mehrere Tage, bevor sie für die Funktion der Schilddrüse über Bluttests bewertet, da Jod kann sich nachteilig bei manchen Menschen mit Autoimmunerkrankung der Schilddrüse zu arbeiten. Es kann Schwankungen bei Schilddrüsen-Antikörper und Hormonspiegel verursachen, was einen falschen Eindruck davon, wie die Funktion der Schilddrüse eines Patienten tatsächlich ausgeführt wird. Jod ist die Behandlung für Hypothyreose durch Jodmangel verursacht, aber diese Art ist fast nicht existent in den Industrieländern, die jodiertes Speisesalz herzustellen. Zwar gibt es einige Meinungsverschiedenheiten in Bezug auf diese Tatsache wird angenommen, dass die Verwendung von jodiertem Speisesalz alleine enthält in der Regel so viel Jod als durchschnittliche, gesunde Menschen für die richtige Funktion der Schilddrüse müssen.

Nach der Schilddrüsenentfernung

Hyperthyroid Patienten, die ihre Schilddrüse entweder chirurgisch entfernt (Thyreoidektomie) oder durch einen Prozess namens "radioaktives Jod Ablation" zerstört, um ihre Schilddrüsenüberfunktion zu stoppen, wird danach hypothyroid geworden, mit ihren Drüsen nicht mehr vorhanden ist, um Schilddrüsenhormone produzieren. Sie werden danach müssen Schilddrüsenhormonersatztherapie ebenso wie Patienten, die hypothyroid werden durch einen der anderen oben aufgeführten Gründe angegeben werden.

KAPITEL DREI

Die Behandlung von Hypothyreose

Die Behandlung für Hypothyreose ist einfach zu "ersetzen" die niedrigen Hormonspiegel und die Wiederherstellung, was die der Körper benötigt, um einen normalen Stoffwechsel (Geschwindigkeit, mit der der Körper nutzt Energie aus der Nahrung, Wasser und Sauerstoff) wieder zu erlangen. Dies geschieht, indem der Patient "Schilddrüsen-Hormon-Ersatz-Medikamente" getan. Der Arzt wird eine Anfangsdosis für den Patienten und tun Follow-up-Blut erneut testen, um die Dosis auf das richtige Niveau der Zeit, die so genannte "Titrieren" die Dosis anzupassen - mit dem Ziel, um die optimierten Ebenen möglich zu erreichen .

Die meisten Patienten mit Hypothyreose vorgeschrieben sind ein T-4 einzige Marke der Schilddrüsenhormone Medikamente (ei Synthroid und Marken von Levothyroxin) und dem ebenfalls benötigt T-3 Hormon wird von ihm erfolgreich konvertiert, innerhalb des Körpers. Bei Patienten mit einer weniger häufiges Problem namens "beeinträchtigt conversion" wird jedoch eine T-4 nur Hormon Medikamente nicht versorgen sie mit adäquaten T-3, die auch im Körper benötigt wird. Falls dieses Problem besteht, wird es offensichtlich von ihren Bluttestergebnisse, die die Dosis zu überwachen. Wenn ein Patient T-4 bis T-3-Verhältnis zu stark ab einem Schilddrüsenhormonersatz Medikament, das sowohl T-4 und T-3 Hormone (ei Armour Thyroid oder Thyrolar Marken) oder sie können die Zugabe eines benötigen enthält kann sie brauchen T-3 Medikamente (ei Cytomel) an die einzige Marke T-4 sie nehmen bereits. Es gibt auch Menschen, die, indem sie ein T-4 / T-3 Kombinationspräparat, erhöhen ihre Kostenloses T-3-Ebene zu hoch und müssen zu einem T-4 nur Medikamente umgestellt werden. Deshalb ist es wichtig für hypothyroid Patienten, die von qualifizierten Ärzten, die die Art der Schilddrüsenhormon-Medikation für sie, die am besten geeignet festzustellen, behandelt werden können.

Armour Thyroid Vs Andere natürliche Hypothyreose Behandlungen

"Armour Thyroid" Marke von vorgeschriebenen hypothyroid Therapie Medikamente hat eine eingestellte Dosis des Hormons, wie synthetische tut. Es enthält 38mcg von T-4 (Levothyroxin) 9mcg von T-3 (liothyronine) für jedes Korn (60 mg Tablette). Die einzige Änderung, die Medikamente macht, wenn es in den Körper gelangt ist, dass die T-4 in ihm, wird teilweise in mehr T-3 umzuwandeln, wenn der Körper bestimmt, es braucht mehr. Die andere Änderung würde der Prozentsatz der Absorption davon, die von anderen Dingen ein Patient zum Zeitpunkt der Einnahme ihrer Dosis aufwendig betroffen sein kann. Unter Calcium oder Eisen beispielsweise innerhalb von 6 Stunden nach der Einnahme Schilddrüsen-Medikamente (entweder Typ), kann seine Aufnahme in den Körper zu begrenzen, da zu viel Ballaststoffe, so müssen diese von der Einnahme der täglichen Schilddrüse etwa 6 Stunden auseinander konsumiert werden Hormondosis.

Es gab anhaltende Fehlinformationen veröffentlicht, in Bezug auf die Marke Armour nicht konsequent in Dosen jedoch Wald Pharmaceuticals, der Hersteller, wurde von der FDA für nicht mit Dosierung Inkonsistenzen in ihren Tabletten geräumt. Synthroid hatte vor kurzem durch die gleiche Prüfung und Genehmigung in Bezug Pille-Dosisgenauigkeit und so diese Anschuldigungen in Bezug auf Dosis-Inkonsistenzen, die irgendwann entstehen, werden wahrscheinlich von pharmazeutischen Kriege um Marktanteile, mehr als alles andere angeheizt zu gehen. Der Forest Company, der Armour macht, macht auch synthetische T-4, wie Knoll Pharmaceuticals, der Hersteller von Synthroid tut. Sie machen auch eine Combo aus Kunst T-4 und T-3-Combo (Thyrolar).

Ich bin nicht empfehle Armour über Synthroid weil ich glaube, einige Patienten besser auf Synthroid aber ich glaube auch, Armour ist eine unverdiente "schlechten Ruf" gegeben, von Ärzten, die werden einfach nachplappern, was die Pharmaunternehmen sagen ihnen. Tatsache ist, dass Synthroid hat schlechte Presse auf sie in Zeiten hatten, so wie Armour hat. Ich behaupte, meine eigene Überzeugung, dass die Patienten müssen trial-Regimen des entgegengesetzten Typs Medikamente, wenn sie auf einem erprobten und werden nicht mit Erfolg damit, über ausreichende oder optimale Linderung der Symptome.

Vorgeschriebene Schilddrüsenhormone Übernahme für die Schilddrüse, so dass es verkümmert (mehr funktioniert), und das ist eigentlich der ganze Sinn der Schilddrüsenhormonersatztherapie. Wenn eine Person wartet, bis die Schilddrüse komplett nicht mehr funktioniert, bevor Sie Schilddrüsen-Medikamente, laufen sie Gefahr, schweren gesundheitlichen Problemen oder sogar zum Tod durch Myxödemkoma. Das ist das Dilemma, auch für Ärzte, zu wissen, an welchem Punkt bis leicht-hypothyroid Patienten tatsächlich beginnen auf Hormonersatz weil es führt immer zu der eventuellen Abschaltung der eigenen Schilddrüse.

Die Symptome sind einer der wichtigsten Gründe, Medikamente muss gestartet werden, sondern auch, um dazu beitragen, erhöhten Schilddrüsenantikörperspiegel (das dauert manchmal Jahre, um optimal zu erreichen) und Struma (Schwellungen) und Knötchen (tumorartige Wucherungen) von der Entwicklung in der Stopfbuchse zu verhindern, und so können wir sehen, dass es mehrere . Gründe für die Gründung Medikamente bei Patienten mit Schilddrüsenunterfunktion entwickeln

Viele medizinische Ressourcen angeben, dass Schilddrüsen-Medikamente helfen, um Antikörper mit der Zeit (Gegenteil von dem was andere behaupten -, dass er sie zu erhöhen) zu reduzieren. Wenn Antikörperspiegel, obwohl sie auf Medikamente zu erhöhen, bedeutet dies nicht unbedingt, dass das Medikament die Ursache dafür, aber es könnte auch aufgrund Thyreoiditis Flares, die häufig mit Autoimmun-Schilddrüsenerkrankung geschehen. Der Punkt, um all dies ist, dass es unumgänglich ist, um die Hormonersatz Medikament zu nehmen, wenn Sie Hashimoto-Krankheit haben, weil die Ursache der Hypothyreose, weil es sehr selten jemals umgekehrt, und es in der Regel progressiv ist.

Thyroid Booster gegen Hormonersatz

Es gibt Unternehmen, die sich nicht auf den Markt Rezept natürlich "Schilddrüsen-Ergänzungen", und sie weiß, dass viele Ärzte nicht in Kombination genehmigen diese mit Schilddrüsenhormonersatz und so behaupten sie, diese sollten anstelle einer ärztlich verordnete Medikament eingenommen werden. Es ist sehr möglich, dass diese Hilfe, um die Funktion der Schilddrüse für eine Weile zu steigern, sondern Anspruch werden sie umkehren Autoimmunerkrankung der Schilddrüse, ist falsch. Gäbe es Ergänzungen, die dies tun könnte, würde die medizinische Forschung ist es vor vielen Jahren entdeckt haben.

Obwohl ich glaube, es gibt natürliche Ergänzungen, die auf jeden Fall verbessern die Funktion der Schilddrüse eine Person, glaube ich nicht, sie Schilddrüse Hormonersatztherapie Medikamente von den Patienten notwendig ersetzen kann mit fortgeschrittener Erkrankung der Drüse, die bereits mäßig oder manifesten Hypothyreose verursacht hat. Es ist meine Meinung, und ich kenne auch stimmt, dass die meisten Mediziner, dass der Versuch, Schilddrüsenhormone Medikamente zu ersetzen, enthält eigentlichen

Schilddrüsenhormon mit einer Ergänzung, die kein Schilddrüsenhormon, oder eine inkonsistente Menge, könnte tatsächlich gefährlich sein. Mangel an Schilddrüsenhormonen im Körper, müssen ersetzt werden und ein Patient kann nicht auf eine Ergänzung statt, die angeblich die Funktion der Schilddrüse zu erhöhen, wenn die Schilddrüse an Boden, die nicht zurückgewonnen werden kann, wenn es dauerhaft beschädigt wird aufgrund einer Krankheit verloren wird, abhängen.

Man muss vorsichtig sein, um zu lesen die Zutaten von Nahrungsergänzungsmitteln in Betracht gezogen, weil Endokrinologen oft warnen Patienten, dass diese "Schilddrüsen-Ergänzungen", die keine Hormon enthalten, werden nicht behandelt Hypothyreose und einige enthalten Zutaten, die tatsächlich negativ arbeiten kann mit Schilddrüsen-Medikamente, einschließlich Jod sein.

Mit die Tatsache, von Autoimmunerkrankung der Schilddrüse nicht in der Lage, außer in sehr seltenen Fällen rückgängig gemacht werden, würde dies bedeuten, dass selbst wenn diese Ergänzungen arbeiteten, zur Stärkung der Schilddrüse, wie lange würde diese Verbesserung dauern? Wenn die Schilddrüse beginnt bergab wieder einmal diese Ergänzungen wurden gestoppt, würde dies bedeuten, sie müssten lebenslange Behandlung als gut. Wenn Antikörper weiterhin die Schilddrüse angreifen, während man sich auf diesen nicht-Hormon ergänzt, die Drüse würde sie jedoch schließlich im Laufe der Zeit, so beschädigt werden, dass es keine Möglichkeit gibt, sie könnten weiterhin ihre Funktion wiederherzustellen.

Beste TSH Behandlungsniveau

Wie zuvor kurz erwähnt wurde, die AACE (Endocrine Society / Schilddrüse Specialists) und anderen Gesundheitsbehörden empfehlen, dass die TSH-Werte hypothyroid Patienten, während auf die Schilddrüsenhormonersatz Medikamente, nach unten, um zwischen "1.0 und 2.0" unterdrückt werden. Die TSH-Spiegel steigt, wenn Schilddrüsenhormone ab, und er fällt, wenn die Schilddrüsenhormonspiegel zu erhöhen. Wenn TSH eines Patienten wird nicht unter 2,0 gehalten, werden sie weiterhin das Risiko hypothyroid Symptome (Patienten können in ihren Bedürfnissen variieren) und Patienten entwickeln Hyperthyreose Symptome (Dosis-induzierte thyrotoxicity), wenn sie deutlich unter 1,0 gebracht wird, laufen sie Gefahr. Einige Endokrinologen tatsächlich TSH-Spiegel irgend Patienten zu halten zwischen "0,3 bis 1,0" (niedrigste normal), wenn sie das Gefühl, der Patient hat eine etwas träge Hypophyse oder ist einfach ein Patient, der nicht in der allgemeinen Bevölkerung passt in Bezug auf ihre TSH-Spiegel. Diese Art Fällen, nehmen Sie eine sorgfältige Überwachung Ärzte wie zuvor erwähnt.

KAPITAL VIER

Das Für und Wider von Hypothyroid

Behandlung Patienten,die mit Hypothyreose diagnostiziert werden und werden dafür mit einer Hormonersatztherapie behandelt werden, manchmal können auch andere Ungleichgewichte, die die Wirksamkeit behindern ihre Behandlung. Dinge wie Nebennieren Hormone niedrig oder niedrigen Ferritin / Eisen, Vitamin B-12 etc ... (Elemente für starken Blut erforderlich), können Schilddrüsenhormonbehandlung führen, zu weniger wirksam bei Patienten mit Ungleichgewichten dieser und das ist warum gründliche Bluttests aller wichtigen Nährstoffwerte müssen zu tun, um alle Probleme, die die Behandlung von der Arbeit als auch zu verhindern, zu finden.

Tipps für Langzeit Thyroid Hormone Medikamente für beste Ergebnisse

Die Leute, die Schilddrüsenhormonersatz Medikamente für Schilddrüsenunterfunktion brauchen, um einen Satz zu folgen -Routine zur Einnahme ihrer Tagesdosis.
Hormontherapie kann ein empfindliches Gleichgewicht zu haben und selbst kleine Veränderungen in den Ebenen innerhalb des

Körpers stark beeinflussen können, wie gut ein Patient fühlt.

Die folgenden Schritte helfen, die besten Ergebnisse aus Schilddrüsenhormonersatztherapie zu versichern.

Nehmen Sie Ihr Schilddrüsenhormon Medikamente auf nüchternen Magen , mit viel Wasser. Viele Patienten finden es einfacher, ihre Schilddrüsen-Medikamente auf nüchternen Magen, indem Sie so erste, was am Morgen vor dem Frühstück zu nehmen. Sobald das Medikament entnommen wurde, wird empfohlen, dass ein Patient mindestens 30 Minuten zu warten, bevor das Essen, damit das Medikament Zeit angemessen in dem Verdauungstrakt absorbiert werden. Einnahme des Medikaments mit einem vollen Glas Wasser hilft auch bei der Verdauung und Absorption des Nehmen Sie das

Medikaments.Schilddrüsenhormon Medikamente zur gleichen Zeit jeden Tag. Wenn Sie jeden Tag nehmen Sie Ihre Schilddrüsen-Medikamente zur gleichen Zeit, das hilft Ihr Hormonspiegel bleiben stabiler als wenn Sie es jeden Tag nehmen zu unterschiedlichen Zeiten. Die meisten Schilddrüsen-Medikamente haben eine lange Halbwertszeit von mehreren Tagen (die T3 enthält eine Halbwertszeit von nur ein paar Stunden). Selbst sehr kleine Änderungen im Rhythmus Ihrer Dosierung kann die Art und Weise Sie das Gefühl, beeinflussen. Nach den Herstellern von Schilddrüsen-Medikamente, das Hormon wird im Körper zu einer bestimmten Zeit nach der Einnahme es Peak und verbleiben dann für einen bestimmten Zeitraum stabil ist und danach über einen leicht abgesenkt Wirkung. Ein Patient wollen die Spitzen und stabilen Effekte während des Tages und der abgesenkten Effekt gegen Ende des Tages zu sehen, wie die Zeit für Ruhe und Schlaf kommt nach der täglichen Aktivitäten.

Nehmen Sie Ihren Schilddrüsenhormondosis mindestens 6 Stunden abgesehen von Eisen und Kalzium. Wie zuvor erwähnt, sind diese beiden Präparate können einen negativen Effekt auf Thyroidhormon Medikation durch aus vollständig absorbieren im Körper verhindern, dass es, wenn sie zur gleichen Zeit genommen werden oder zu-nahe der Zeit der Hormonersatz Dosis. Malabsorption zu vermeiden, wird empfohlen, diese Ergänzungen nehmen mindestens sechs Stunden abgesehen von Ihrer Schilddrüsen-Medikamente jeden Tag (einige Quellen deuten darauf hin, acht Stunden zusätzliche Vorsichtsmaßnahme). Einige Patienten nehmen ihre Schilddrüsen-Medikamente in der Früh auf leeren Magen und ihre Ergänzungen Eisen und / oder Calcium nach dem

Mittagessen, die sechs Stunden später nehmen, um dieses Problem zu vermeiden.

*Wenn Sie Blutwiederholungsprüfungen Ihrer Schilddrüsenhormone haben, nehmen Sie Ihre Medikamente zur gleichen Zeit, um mit jedem Blutprobe*korrelieren.Einige Patienten am Tag der Blutentnahme (um ihre Schilddrüsenhormone Retest) werden ihre Schilddrüsenmedikamentendosis erst nach ihrem Blut gezogen zu überspringen. Andere Patienten werden ihre Schilddrüsen-Medikamente Dosis vor der Blutabnahme zu nehmen, aber wird dafür sorgen, das Blut zur gleichen Zeit für jeden Retest gezogen, um sicherzustellen, dass ein Niveau, das in Zusammenhang mit ihm. Es ist wirklich nicht so wichtig, welche Methode kann man verwenden, solange sie tun, so konsequent für jede Blutentnahme, ihre Schilddrüsenhormone erneut zu testen, während sie für Hypothyreose behandelt.

*Justieren Sie niemals Ihre eigene Schilddrüse Medikamente*Dosis.Es kann vorkommen, dass hypothyroid Symptome können sich trotz der Tatsache, dass Sie sich Ihre Schilddrüse Medikamente richtig manifestieren. Dies kann bei manchen Patienten glauben, dass ein leichter Anstieg der ihre Dosis würde an diesem Tag helfen, diese Symptome zu lindern und damit sie versucht sind, es auf sich nehmen, um ihre Dosis zu erhöhen. Dies ist nie eine gute Idee, ohne die Zustimmung und Aufsicht eines Arztes. Selbst kleine Änderungen in einer vorgeschriebenen Dosis kann Hormonspiegel im Körper, für Tage zu einer Zeit zu ändern. Wenn ein Patient zu sein scheint erleben Symptome der niedrigen Schilddrüsenhormon oder die von einer Schilddrüsenüberfunktion (zu viel Hormon), sollten sie dies mit ihrem Arzt für Anweisungen zum Einstellen ihrer Medikamente oder in sie ein Büro besuchen zur weiteren Auswertung ihrer Behandlung zu melden.

Hypothyroid Hormontherapie immer perfekt?

Ich bekomme E-Mails oft von behandelten hypothyroid Patienten, in der Tat, die ich von einer Frau vor kurzem, die noch nicht auf die Behandlung begonnen worden war, erhalten, die besagt, dass sie immer wieder ging an Ärzte mit der vollen Palette von hypothyroid Symptome und alle ihre Schilddrüsenhormone, einschließlich TSH waren alle im normalen Bereich, auch bei wiederholten Tests. Sie verlangte schließlich Antikörpertests und ihr Arzt sagte, dass die Ergebnisse dieser "wurden von der Landkarte", was bedeutet, sie waren sehr stark erhöht, so dass er ging weiter und setzte sie auf Schilddrüsen-Medikamente wegen ihrer Symptome.

Viele medizinische Informationen Quellen zufolge Hashimoto- Thyreoiditis verursacht keine Beschwerden, nur die resultierende Schilddrüsenunterfunktion, die einst von abnormalen Schilddrüsenhormon-Bluttests nachweisbar wird Symptome verursachen. Nach meiner Erfahrung in entsprechende mit vielen hypothyroid Patienten, die durch E-Mail und als Schilddrüsenkrankheit Forumsmoderator, habe ich festgestellt, dass viel zu viele unbehandelten Patienten berichten Symptome vor Hormonspiegel außerhalb des normalen Bereichs fallen, damit dies eine ungewöhnliche Erfahrung. Dies bedeutet auch, dass die gleiche Krankheit, die in Hypothyreose bereits behandelten Patienten führt möglicherweise weiterhin ein gewisses Maß an Symptomen verursachen, wenn Hormonspiegel wieder in den normalen Bereich korrigiert, auch auf einem optimalen Niveau.

Die Beschreibung der erwarteten Ergebnisse von Schilddrüsen-Medikamente, von diejenigen, die behaupten, dass Schilddrüsenautoimmunität ist kein Faktor, der Symptome, beschreiben es in fast wundersame oder magische Begriffe wie, das ich vor kurzem, die auf die Wirkung festgestellt zu lesen; "einmal auf die Schilddrüsenhormone Medikamente, werden alle Symptome ein Patient zu lösen, und der Patient wird wieder normal innerhalb weniger Wochen zurück".

Improvement, ja! Symptome vollständig gelöst und eine Rückkehr zu normalen, nicht in allen Fällen! Ein großer Prozent der Patienten kann nahezu perfekte Ergebnisse zu sehen, aber für viele, gibt es anhaltenden Kampf mit einem Grad der Symptome, weil Autoimmun-Thyreoiditis ist eine Krankheit und nicht durch Korrektur der Hypothyreose, die sich daraus ergibt gehärtete, in der Tat keine Heilung hat noch gewesen entdeckt.

Wir sind dankbar und dankbar für die Ergebnisse, die wir Erfahrung aus einer Hormonersatztherapie zu tun, aber viele in der medizinischen Gemeinschaft, müssen realistisch mit Patienten, die fühlen können im Stich gelassen von etwas weniger als das, was sie gesagt wird geschehen zu sein. Wenn perfekte Relief nicht erfahren ist, wird der Patient gesagt, "es ist nicht ihre Schilddrüse" und in der Regel werden sie dann mit psychosomatischen oder emotionale Probleme diagnostiziert werden. Emotionen können sehr gut einige der Symptome, die nicht vollständig mit hypothyroid Behandlung zu beheben tun. Es ist nur fair, den Patienten jedoch für die emotionale Diagnose als "Schilddrüsen-related", wenn die Symptome manifestiert mit ihren Erkrankungen der Schilddrüse und dem Patienten hatten keine Probleme mit ihnen vor, bevor die Erkrankung einsetzende beschrieben. Dies kann auch Gelegenheit für den Arzt dem Patienten eine Testversion von einem anderen vorgeschriebenen Hormon zu geben, um zu sehen, ob es eine bessere Erfolge mit der Linderung ihrer ungelöste emotionale Symptome.

Ich habe auch gelesen einige Artikel vor kurzem unter Angabe des Inhalts, dass "Patienten, die zu tun nicht sehen, ihre Symptome zu beheben, sobald auf die Schilddrüsenhormone Medikamente optimiert werden einfach hinzugefügt erleben Stress und Sorgen von der Realität mit der Krankheit ". Dies sind die Dinge, die mich Typ eine Leidenschaft für diesen besonderen Aspekt der Fehlinformation gegeben. Es ist schwer, Sit-still, während buchstäblich Tausende von Schilddrüsen-Patienten werden mit dieser unfairen Beschreibungen, die einfach nicht wahr sind in den meisten Fällen hängen.

Sie würden von einigen dieser Beschreibungen zu denken, dass diese Krankheit ist nur ein mildes Zustand ähnlich wie ein kalter, dass ist leicht behandelbar, und dass nur selten überhaupt verursacht anhaltenden Probleme sofort behandelt. Deshalb Forschungsartikel über "die Rolle von Schilddrüsenautoimmunität" der Symptome sowohl körperliche und emotionale und der "Health Related Quality of Life der Schilddrüse Patienten" Umfragen, die durchgeführt werden, sind so wichtig, meiner Meinung nach.

Zu viele Heilquellen und Schilddrüsen-Medikamente Hersteller, noch sagen, einfach nur, dass, wenn ein Patient mit Hashimoto's-Hypothyreose ist beispielsweise auf Ersatz Hormon, werden sie besser und nicht mehr leiden unter Symptomen, nach etwa 6-Wochen oder so auf eine Dosis des Hormons Medikamente. Tatsache ist jedoch , dass viele Patienten benötigen mehrere Dosisanpassungen vor Erreichen der richtigen Ebene der Ersatz, der sie zu einem eutyhroid (normalisiert) Zustand wieder her.

Dies kann ein Prozess der mehrere Monate dauern, wie durch jeden Einzelfall festgelegt und behandelnden Ärzte sollten die Patienten auf diese Möglichkeit zu informieren.

Die Patienten sollten auch der Tatsache, dass "Schilddrüsenautoimmunität" hat das Potenzial, um die Symptome bei einigen Patienten von korrigierten Schilddrüsenhormonniveaus beitragen, abgesehen informiert werden.

Während die meisten Patienten sehen signifikante Verbesserung, viele leiden immer noch ein gewisses Maß an Symptomen, egal wie optimiert ihre Behandlung ist, weil die Medikamente nicht die zugrunde liegende Autoimmunerkrankung, die Schilddrüse Ungleichgewicht verursacht zu heilen.

Aus diesem Grund sollten die Patienten nicht bevormundet und machte lächerlich zu fühlen oder es stillschweigend zu ihnen, dass sie Hypochonder oder erleben psychosomatische Symptome sind, nur weil sie vollständige Linderung der Symptome von Schilddrüsenhormon-Ersatz Hormontherapie nicht angezeigt werden.

KAPITAL FÜNF

Meine persönliche Erfahrung mit Hypothyreose

Meine Geschichte begann im Alter von 40, im Frühjahr 2003, als ich stürzte in schwere Symptome von Schilddrüsenerkrankungen und hatte keine Ahnung, was es war. Bergwerk folgte eine schwere Zeit der Belastung, die nach Meinung vieler Patienten-Testimonials und medizinischen Forschung Artikel, kann ein Auslöser für die zugrunde liegenden Erkrankungen der Schilddrüse an die Oberfläche zu sein.

Ich besuchte einen Arzt, der Füllen-in wurde für mein Hausarzt, und sie diagnostiziert mir sofort mit Generalisierte Angststörung und mich verschrieben ein Antidepressivum, ein Anti-Angst-Medikamente und ein Beta-Blocker zur Kontrolle meine Adrenalinstöße. Meine Symptome waren: Müdigkeit, Post Anstrengung Unwohlsein, Gehirn Nebel, sehr trockene Haut, Angst, Depression, schwere Schwitzen, Gewichtsverlust (schnelle und temporäre), Gelenkschmerzen und mein Haar begann zu brechen und fallen aus in kleinen Mengen. Die Symptome Angst mich aus meinem Verstand! Ich wusste, dass zweifelsfrei, dass es mehr als Emotionen los in meinem Körper, so dass ich verlangte eine Blutentnahme und bat um meine

Schilddrüsenhormone, Glukose und Blutwerte getestet werden. Ich hatte das Blut gezogen, bevor ich das Antidepressivum, das verschrieben wurde. Das Krankenhaus verlor meinen Labor-Ergebnisse für mehr als einen Monat und nicht die Mühe, mir zu sagen, und als ich nach einer Wartezeit, über meine Ergebnisse durch meine Arztpraxis hören über sie nannte, sagten sie, alles sah toll aus und nicht darum zu kümmern.

Meine eigene Arzt, der zu der Zeit machte ich den Besuch des Fill-in-Arzt gegangen war, für einen kurzen Zeitraum zurückgegeben, bevor sie wieder zu verlassen, um eine Missionsarzt in einem fremden Land zu werden. Kurz bevor er ging, war er in der Lage, meine Laborergebnisse zu finden und schrieb mir einen Brief schreiben in Bezug auf sie. Seine erste Satz heißt es: "Ihre Labortests zeigen, Sie wenig Schilddrüsenhormone sind". Er wies auch darauf hin, dass ich Borderline-Diabetiker. Das Krankenhauspersonal, der sagte, meine Tests waren normal, wurde mir klar, dass Sie das Wort von jemand anderem als einem Arzt in Bezug auf medizinische Fragen nicht zu nehmen, und Sie müssen alle innerhalb des eigenen Laborergebnisse (Anfrage Kopien zu sehen - da sind Sie berechtigt, .die nach Mein

0,4 bis 4,5) und mein T-3-Aufnahme wurde mehreren Punkten unter dem Normalwert - Gesetz)TSH auf die Laborergebnisse, wurde bei "8,3" (Laborbereich erhöht. Ich folgte mit Tests, die ergab, meine Hypothyreose durch Hashimoto-Thyreoiditis verursacht werden. Meine TG-Antikörper waren bei "537" (Normalbereich <40) und meine TPO-Antikörper waren "120" (Normalbereich <35). Ich habe auch über andere Labortests, dass meine Cortisolspiegel niedrig waren (Nebennierenschwäche), aber einer ACTH-Stimulationstest gefunden ausgeschlossen true (ausgewachsenen) Nebennierenrindeninsuffizienz.

Ich wurde am Synthroid (synthetische T4) im Jahr 2003 begonnen und wechselte später zur Schilddrüse (Armour Natur T4 und T3) im Jahr 2004. Mein Arzt, der mich umgeschaltet dachte, ich könnte einer der seltenen Fälle von "unzureichende T-4 bis T-3 Konvertierung" sein (ein Zustand, erwähne ich kurz in einem früheren Kapitel), aber eigentlich war ich unter auf der Synthroid -dosed. Unabhängig davon, ich gut auf Armour und nun 2,5 Körner (150 mg). Ich nehme auch Vitamine und Mineralstoffe, die die Nebennieren Müdigkeit, die, wenn ich körperlich überaktiven oder erleben hohen Stressniveaus und / oder längerer Belastung Fackeln zu helfen.

Ich war auch mit Nicht-alkoholische Fettleber, durch metabolische Syndrom (eine Insulinresistenz verursacht diagnoziert Art Bedingung). Ich weiterhin auf den Gewichtsverlust / Steuerung und verbesserte Ernährung zu arbeiten, um Diabetes oder Verschlechterung der Fettleber zu vermeiden. Ein wichtiger Aspekt meiner Behandlung für alle meine Bedingungen Änderungen des Lebensstils (dh gesunde Ernährung, Bewegung, Stresskontrolle und gesunde Ergänzungen von meinem Arzt genehmigt).

Meine Erfahrung mit Hypothyroid Verwandte als

Emotionenich begann mit der Entwicklung Schilddrüsenautoimmunerkrankung der Schilddrüse (Hashimoto) , begann ich mit schweren Angstzuständen und Panikattacken. Viele Patienten erleben diese, ebenso wie die Schilddrüse zu versagen beginnt und sich hypothyroid (Depression ist auch üblich). Mit Disease Patienten Graves (autoimmune-Hyperthyreose), werden sie allzu werden die Angstsymptome haben, aber oft sind diese kontinuierlich, bis sie Behandlung Verlangsamung die Überproduktion des Hormons durch ihre Schilddrüse kann beginnen.

Meine Angst war zeitweise und würden wechseln mit Zaubern der Depression. Forscher beschreiben Angst Symptome von Autoimmunschilddrüsenunterfunktion, wie es manchmal durch den Versuch der Drüse zu "stottern wieder zum Leben", wie es beginnt, im Versuch, im Kampf gegen den Autoimmunangriff scheitern verursacht. Die eigentliche medizinische Fachbegriff dafür ist "Hashitoxicosis" (kurzfristige Phasen der Hyperthyreose) und Patienten wird sie in unterschiedlichem Ausmaß haben, aber es manifestiert sich in der Regel in einer milderen Form, die immer noch erheblichen Angstsymptome verursachen können. Milder Fackeln könnte als "Thyreoiditis Flares", weil wahre Hashitoxicosis würde erhebliche, langfristige Hyperthyreose verursachen besser bezeichnet werden.

Im Anschluss ist ein Zitat von Richard CW Hall, MD, der die Tatsache, dass Angst ist ein häufiges Symptom bei neu diagnostizierten fand heraus, weist hypothyroid Patienten:

"Die Entwicklung von schweren Angststörungen in hypothyroid Staaten sind so viel oder mehr in Bezug auf die Schnelligkeit der Veränderung der Schilddrüsenhormone, wie sie zu den absoluten Ebenen begegnet, ob die Ursache der Hypothyreose ist Autoimmun oder folgt Thyreoidektomie,. Opfer der Drüse durch radioaktives Jod, die Einnahme von Medikamenten wie Lithiumcarbonat oder mit Schilddrüsenkrebs, die neuropsychiatrischen Symptome sind ähnlich assoziiert Online-Link.

"(ausder Forschung Artikel mit dem Titel:" ANGST UND endokrine Erkrankung "- Lage: http : //www.drrichardhall.com/anxiety.htm)

Symptome der Angst

Was sind die Symptome der Angst, die von der Schilddrüse Patienten erlebt werden kann? Im Folgenden sind einige der häufigsten Symptome der Angst im Allgemeinen.

• plötzliche intensive Gefühle der Angst

• Herzrasen

• erhöhter Blutdruck

• schnelle Atmung (Hyperventilation)

• Schwitzen

• Zittern

• Muskelspannung mit Schmerzen (einschließlich Brustbereich)

kann es auch Angst, die mehr von einem konstanten Typ verkeilt-up Gefühl ist, als "frei flottierende Angst", die einen kontinuierlichen nervösen Gefühl und einem des Seins auf-Kante, die Schilddrüsepatienten erleben können verursacht. Dies bringt auch auf Gefühle der konstante, chronische Sorge, die als "Generalisierte Angststörung" bezeichnet wird. Je intensiver Episoden von Angst unter der Überschrift "Angst-Attacken" und "Panikattacken" zu kommen. Diese offensichtlich sehr unangenehm und es gab Zeiten, würde ich diese mit meiner Hashimoto-Krankheit zu erleben, vor allem während der Nacht, was mich zu der kalte Schweiß zu wecken, während ich erlebte auch andere Art Symptome Hyperthyreose, einschließlich der vorübergehenden Gewichtsverlust aus kurzfristigen Hashitoxicosis .

Die Symptome der Depression

gibt es Symptome von der Depression, die üblich sind, um Erkrankungen der Schilddrüse Patienten als auch, vor allem vor der Behandlung. Die häufigsten Symptome sind:

• Gefühl, verlangsamt

• Unfähigkeit, Dingegenießen

• Trauer

• Reizbarkeit

• Wut

• Gefühle der Hoffnungslosigkeit (manchmal einschließlich Suizidgedanken)

• sich müde und lethargisch

die Symptome der Depression können koexistieren mit Angst oder manchmal wird abwechselnd so dass eine Schilddrüsen Patient Angst Teil der Zeit und Depression Teil der Zeit.

Meine emotionale Symptome waren einige der ersten, die mit der Schilddrüse Hormonersatztherapie zu lösen. Ich habe immer noch gelegentliche leichte bis mittelschwere Aufflackern von Angst und Depression Symptome auf, die die Autoimmunerkrankung der Schilddrüse, aber die Verbesserungen über meinen Zustand vor der Behandlung waren signifikant.

Schilddrüse Patienten emotionale Symptome sollten ermutigt werden, zu wissen, dass die Hormonersatztherapie möglicherweise verbessern kann diese Symptome deutlich. Wenn es nicht zu tun, so adäquat bei einigen Patienten, gibt es zusätzliche Medikamenten-Optionen gibt, die bei der Behandlung von emotionalen Symptome sowie (dh Antidepressiva und Anti-Angst-Medikamente) sind. Psychiatrische Therapien kann auch hilfreich sein, wie "kognitive Verhaltenstherapie" sein und kann mit Drogen-Therapien kombiniert werden oder als Stand-alone-Behandlungen verabreicht, je nach den Bedürfnissen des einzelnen hypothyroid Patienten.

Wenn Sie vermuten, dass Sie Hypothyreose oder Hyperthyreose haben Sie es, Wichtig ist, dass Sie einen qualifizierten Arzt zur weiteren Auswertung zu sehen. Wie es der Fall bei den meisten Gesundheitsstörungen und Krankheiten können Behandlungen wirksamer sein und kann weitere Komplikationen zu vermeiden, die früher eine Diagnose gestellt und die Behandlung begonnen wird.

(END)